AF509121

PETIT TRAITÉ PRATIQUE

DES

EMBAUMEMENTS PAR INJECTIONS.

PETIT TRAITÉ PRATIQUE

DES

EMBAUMEMENTS

PAR INJECTIONS,

PAR LE DOCTEUR JULES MASSÉ.

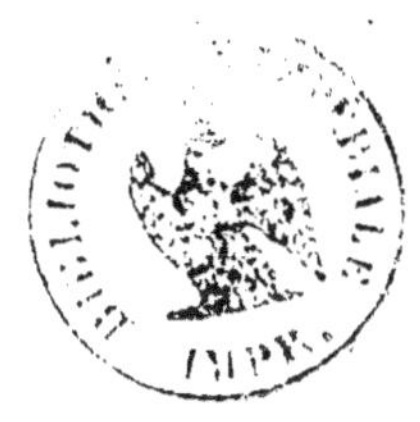

PARIS,

TYPOGRAPHIE DE FIRMIN DIDOT FRÈRES,

IMPRIMEURS DE L'INSTITUT, RUE JACOB, 56.

1853

PETIT TRAITÉ PRATIQUE

DES

EMBAUMEMENTS PAR INJECTIONS.

I. Guerre au monopole.

Il est bien peu d'ouvrages capables de renseigner un médecin sur la manière d'exécuter convenablement un embaumement par injections ; nous nous sommes demandé pourquoi, et la réflexion nous en a montré deux motifs.

Le premier, c'est que le sujet est encore d'assez nouvelle origine. Ce genre d'opération a été tout récemment connu, prôné, adopté.

Le second, c'est que les rares personnages qui ont étudié et pratiqué cette opération, s'imaginant que le corps humain était une *marchandise*, que l'embaumement pouvait être regardé comme une *industrie*, ont presque tous vu, dans les embaumements par injections, une mine à exploiter, un négoce à exercer, de belles affaires à entreprendre. Dès lors ils ont redouté les rivaux, et, pour prévenir ou plutôt pour empêcher la concurrence, ils ont exécuté sans rien dire, ils ont pratiqué sans rien écrire. En un mot, à cheval sur des brevets illusoires, — nous le démontrerons en temps et lieu, — ils ont tenté d'arriver au monopole, ce but ambitionné de tous les négociants !

Monsieur Gannal, je le sais fort bien, a écrit un gros et très-long volume, dans lequel il a rassemblé tout ce qui avait été dit, avant lui, sur les embaumements des Guanches et des Égyptiens, sur les momies naturelles et artificielles, sur la conservation des matières animales, sur les préparations des pièces anatomiques, etc., etc. Mais il s'est bien gardé de donner sur sa méthode des renseignements pratiques, détails cependant nécessaires, indispensables. Après avoir discuté, commenté, expliqué, tant bien que mal, le lourd et fastidieux produit d'une indigeste compilation, après avoir accumulé en véritable industriel les

succès et les attestations relatives à sa pratique, il se contente de dire tout sèchement :

— Quant à mon procédé pour les embaumements, j'ai cru qu'il devait rester ma propriété… ; j'ai pris un brevet d'invention !

Bien que les prétentions de ce bon M. Gannal aient été mises à néant par les arrêts émanés de différents tribunaux, le trop célèbre industriel a eu des imitateurs, des rivaux, des copistes, et ceux-là ont été encore plus prudents que leur modèle, car ils n'ont rien écrit du tout.

Nous ne nous arrêterons point aujourd'hui à discuter l'importance des embaumements par injections, envisagés sous le point de vue hygiénique et par conséquent médical. Nous gardons cette thèse pour le 30 novembre prochain, pour l'époque où, soutenant les droits médicaux et combattant pour la dignité professionnelle, nous aurons l'honneur d'aller nous asseoir pour la seconde fois sur les bancs de la police correctionnelle ! Grand merci, en passant, à l'associé de M. Roques le pharmacien… Nous avions peur d'une reculade ; nous attendons avec impatience le moment d'une décision légale, et nous appelons de tous nos vœux l'heure solennelle de la justice.

Un jour viendra, nous en avons la conviction, où les autorités municipales, reconnaissant insuffisantes les précautions de la poudre carboneuse et du cercueil de plomb, prescriront les injections conservatrices, dès qu'il s'agira de garder plusieurs jours ou de transporter au loin une personne décédée.

En conséquence, nous pensons faire une chose utile, nous croyons combler une véritable lacune, en consignant ici les précautions à prendre, les préparatifs à faire, les manœuvres à exécuter pour pratiquer ces sortes d'opérations. En un mot, répondant au vœu du rédacteur en chef de

---

(1) Extrait du *Journal des Connaissances médico-chirurgicales* (*Revue de Thérapeutique*, septembre-octobre 1853)

ce journal, nous voulons décrire, et fort minutieusement, tout le manuel opératoire des embaumements par injections.

II. Préparatifs nécessaires.

Le médecin appelé pour pratiquer un embaumement par injections doit se munir de différents objets que nous pouvons diviser en trois catégories : il lui faut des instruments; il lui faut dix à douze litres d'un liquide conservateur; il lui faut enfin des fils, des linges, des poudres; en un mot, une foule de petits objets que j'appellerai *accessoires*.

III. Instruments.

Les instruments indispensables sont :
Un bistouri,
Une sonde cannelée,
Une aiguille à suture,
Et une seringue spéciale.

Le bistouri sera de préférence un bistouri convexe, et la sonde cannelée sera, autant que possible, en argent.

Il est des aiguilles à suture confectionnées en arc de cercle : j'en ai fait usage dans maintes circonstances, et je les déclare incommodes et dangereuses; les aiguilles droites ou à peu près rondes du côté du chas, lancéolées du côté de la pointe, sont plus faciles à manier et réellement plus pénétrantes.

La seringue, on le conçoit, est l'instrument le plus important, et il est indispensable d'en faire une minutieuse description.

Il ne faut pas s'imaginer, en effet, que l'on puisse facilement pratiquer une injection conservatrice avec une seringue ordinaire ; je l'ai fait une seule fois dans un cas de nécessité, pressé par l'urgence et déterminé par de nombreuses considérations, et je certifie l'opération pleine de difficultés.

Tout d'abord les seringues ordinaires sont en étain ; or, nous le verrons en parlant du liquide, ce genre de métal se trouverait immanquablement attaqué par le contact des diverses solutions employées comme liquide conservateur.

Il est vrai qu'une seringue ordinaire coûte un prix fort minime, et qu'on pourrait à la rigueur sacrifier un de ces instruments à chaque opération d'embaumement ; mais les seringues ordinaires ne sont munies ni de robinets ni d'ajutages, et ces accessoires sont nécessaires quand on

veut faire passer dans le système artériel 8, 10 et 12 fois le contenu du même instrument.

Lorsque je fus contraint d'opérer avec une seringue à lavement, j'imaginai d'introduire tout d'abord dans la carotide une canule en gomme élastique; j'introduisis ensuite dans cette espèce d'entonnoir la canule résistante de mon instrument. De cette manière, chaque fois que j'étais obligé de retirer la seringue pour la recharger, un aide intelligent, pressant vigoureusement entre ses doigts la canule de gomme élastique, empêchait ainsi le reflux du liquide injecté. Il nous fallut, on le comprend, beaucoup de précautions et de patience ; nous eûmes à subir d'assez nombreuses éclaboussures, mais finalement nous arrivâmes à une supportable conclusion.

La seringue dont on doit se munir est une seringue spéciale, connue, confectionnée, vendue sous le nom de *seringue à injections :* 1° elle est en cuivre ; 2° elle est de la capacité d'un à deux litres ; 3° le corps de pompe est muni latéralement de deux poignées perpendiculaires ; 4° au lieu de se terminer tout simplement par une canule, l'extrémité inférieure du corps de pompe est pourvue d'un bec ou ajutage à robinet ; 5° la canule est coiffée pareillement d'un ajutage à robinet avec lequel doit s'emboîter l'ajutage de la seringue.

Il est d'usage de terminer les canules de seringue à injections par un rebord ou collet qui facilite les ligatures et empêche la canule de s'échapper. Comme j'ai vu plusieurs fois ce petit accident survenir malgré le collet final généralement adopté, j'ai fait confectionner des canules différentes ; au lieu d'un rebord ou collet, j'ai exigé un sillon, et j'ai fait mettre ce sillon non pas au bout, mais au milieu de la canule.

IV. Liquides conservateurs.

J'ouvre le Formulaire et j'y trouve :

SOLUTION POUR EMBAUMEMENT.

(Liqueur Gannal.)

R. Sel de cuisine..... 1,000 gr.
Alun............... 1,000 gr.
Nitrate de potasse.. 5,000 gr.
Eau............... 20,000 gr.

Il n'est pas un médecin, pas un pharmacien qui ne puisse préparer promptement une solution de cette nature.

Jadis monsieur Gannal ajoutait à toutes ces

substances un sel arsénical ; mais les autorités françaises ont proscrit l'usage de l'arsenic, dans la crainte qu'un embaumement par cette substance ne puisse servir à cacher un crime.

Le liquide du docteur Tranchina de Naples, qui le premier embauma par injections, consistait dans :

Acide arsénieux............ 1,000 gr.
Eau de fontaine ou mieux alcool. 20,000 gr.

Encore une fois les préparations arsénicales appliquées aux embaumements par injections sont chez nous péremptoirement défendues.

Le Formulaire indique une liqueur conservatrice, liqueur sur laquelle il est nécessaire d'appeler l'attention de tous ; car c'est la fameuse solution d'hydrochlorate de zinc concentré, qu'un certain pharmacien de Paris a la prétention de préparer mieux que personne ; ce qui l'a conduit naturellement à l'ambition de vendre tout seul un produit connu, préparé, vendu depuis plus d'un demi-siècle dans toutes les officines françaises.

D'une part mes observations personnelles, de l'autre une suite de réflexions scientifiques, que je publierai plus tard, m'ont démontré que la solution d'hydrochlorate de zinc n'était complétement conservatrice que lorsqu'elle était à un très-haut degré. Or, la liqueur de M. Roques, varie depuis 18 à 25, à 28, à 30, et le prétendu brevet pris par MM. Roques et compagnie prouve péremptoirement que les préparations de la société ne peuvent dépasser 40 degrés... Quant à nous, nous pensons qu'il faut aller jusqu'à 50, 60 degrés même s'il est possible, qu'il est urgent d'agir avec un liquide saturé, et voici le mode de préparation que nous recommandons.

Prenez 20 litres d'acide hydrochlorique, mettez le tout (à la fois ou par fractions) dans une cuvette de porcelaine ou de grès, placez cette cuvette dans une terrine contenant un bain de sable fin.

Jetez la grenaille de zinc par grosses poignées dans l'acide chlorhydrique.

Chauffez doucement et longtemps.

Donnez au liquide autant de zinc qu'il en peut contenir.

Laissez refroidir et filtrez.

J'ai grande espérance que la justice ne voudra pas monopoliser entre les mains d'un pharmacien la vente d'un produit chimique depuis longtemps dans le domaine public ; mais si j'étais

trompé dans mon attente, il est bon de prévenir le médecin appelé à faire un embaumement qu'il pourra, non-seulement employer le liquide Gannal, mais trouver près du liquide de M. Roques des remplaçants et des succédanés.

Ainsi, à côté de l'hydrochlorate de zinc, nous avons l'hydrochlorate d'étain, étudié et préconisé en 1831 par M. Taufflieb, chimiste, de Strasbourg.

La préparation de cet hydrochlorate est absolument la même que la préparation de l'hydrochlorate de zinc.

— Nous avons la solution de persulfate de fer, sel à fort bon marché et qui possède au plus haut degré, dit M. Braconnot, la propriété astringente et antiseptique. M. Braconnot a mis dans une solution du persulfate de fer, marquant seulement trois degrés à l'aréomètre, des muscles, du poumon, du foie, de la rate : cinq mois après, il a trouvé tous ces organes dans le meilleur état. Il n'est pas douteux, selon lui, que ce sel ne puisse servir avec les plus grands avantages dans les embaumements.

— Nous avons encore la solution de deuto-chlorure de mercure, préconisée par Chaussier, et si ingénieusement utilisée par l'illustre Larrey dans l'embaumement du colonel Morland ; toutefois, je n'indique cette préparation que par acquit de conscience, car le prix en est fort élevé, et son emploi, non-seulement détériore les instruments, mais n'est point sans danger pour les opérateurs.

La solution concentrée d'hyposulfite de soude n'a jamais été employée que pour la préparation des pièces anatomiques.

J'ai embaumé par injection avec la plupart des liquides que je viens de mentionner. Je me suis servi du liquide primitif de Gannal, j'ai eu lieu de m'en applaudir ; mais puisqu'il est défendu, je ne saurais en conseiller l'usage. J'ai employé le liquide actuel, celui dont le Formulaire nous a donné la composition. — On dit que ce liquide conserve moins longtemps que le liquide primitif ; c'est possible, et je l'admets, quoique je n'aie jamais eu l'occasion de le vérifier ; j'ai seulement pu constater qu'il était fort commode à manier et qu'on pouvait y tremper les mains sans de trop cuisantes sensations.

J'ai eu recours à l'hydrochlorate de zinc, et j'ai remarqué qu'il était très-âcre aux doigts et qu'il donnait aux sujets injectés une pâleur mate, un aspect pénible qu'il est nécessaire de modifier avec un peu de fard ou de carmin. De plus, je dois recommander à ceux qui le prescrivent de réclamer pour sa préparation de la grenaille de zinc *purifié* : car une fois le pharmacien qui avait confectionné la préparation que demandait une de mes ordonnances a eu l'imprudence d'employer du zinc du commerce, et il en est résulté un hydrochlorate contenant un peu d'arsenic. Mandé à la police pour avoir à donner des explications, le pharmacien prétexta de son ignorance, et M. Chevalier voulut bien le considérer comme innocent ; c'est même à cette occasion que j'ai su officiellement combien la dose du liquide que j'emploie était différente des doses admises et débitées par M. Roques.

Enfin j'ai commencé une série d'expériences avec l'hydrochlorate d'étain, et, comme je n'ambitionne ni brevet ni monopole, je me ferai un devoir d'en publier les résultats aussitôt que je les croirai suffisamment démonstrateurs.

V. Objets accessoires.

Avec les instruments destinés à l'opération chirurgicale, avec le liquide préparé pour l'injection conservatrice, il faut tout un attirail complémentaire.

1° Il faut des fils cirés, des fils doublés, quadruplés, pour pratiquer les ligatures ; puis des fils simples suffisamment résistants pour faire la suture qui doit terminer l'opération.

2° Il faut une ou deux bouteilles de chlorure de chaux (liqueur de Labarraque) pour désinfecter les déjections et les émanations cadavériques.

3° Il faut deux à trois kilogrammes de poudres siccatives et aromatisées.

Autrefois j'employais les poudres siccatives et aromatiques du Formulaire, kina, lavande, thym, cannelle, etc. Mais ces poudres ont des couleurs foncées ; elles salissent les linges et déparent souvent les bandages. Je me sers le plus souvent de fécule ou d'amidon pulvérisé impalpable et fortement aromatisé avec une huile essentielle.

4° Il faut de longues pièces de coton cardées ; il en faut de quoi revêtir ou envelopper le corps tout entier.

5° Il faut de larges compresses de flanelle-molleton, des compresses de toile ou de coton très-gros.

6° Enfin, il faut de trente à quarante mètres de bandes roulées, larges environ de quatre doigts. — On croit toujours en avoir trop, et le plus souvent n'en ayant point assez, l'on est obligé de faire grimacer le bandage.

Avec les grands flacons qui contiennent le liquide conservateur, il faut faire porter deux petits flacons vides.

Je ne parle pas des épingles, car mon opinion est qu'il faut s'en servir le moins possible, et qu'après avoir soutenu, à l'aide d'une épingle, les bandes qui ont besoin d'être fixées, il est excessivement prudent de la remplacer par un ou plusieurs points de couture.

Maintenant que nos préparatifs sont faits, j'ai hâte d'entrer dans les détails de l'opération.

VI. L'opération.

Ce n'est point petite affaire qu'un embaumement par injection. Outre les répugnances que peuvent éveiller, et les émanations putrides, et l'odeur fétide des déjections, et la manipulation d'un cadavre plus ou moins décomposé, il se trouve dans l'opération elle-même des maladies à affronter, de véritables dangers à courir.

Quel médecin ignore les terribles accidents que peut causer une seule piqûre anatomique ? Quel est le praticien qui ne connaisse l'inflammation qui résulte de ces piqûres, puis les abcès empoisonnant promptement tout le système lymphatique et déterminant trop souvent cette terrible catastrophe que l'on appelle *infection purulente*. Les gens du monde, les fabricants de produits chimiques, les pharmaciens eux-mêmes se récrient quelquefois contre les honoraires réclamés par les médecins pour ces sortes d'opérations. Mais, en vérité, ils ne sont pas logiques. L'opération est répugnante, l'opération est minutieuse et passablement difficile ; mais surtout l'opération est dangereuse, et c'est à ces différents titres qu'elle doit être rémunérée largement si l'on veut que les honoraires soient véritablement honorables.

Peu importe, du reste, le choix du liquide conservateur dans un embaumement par injections. Le mérite de l'opération ne ressort point du liquide employé, pas plus que dans une amputation le mérite n'appartient au couteau, au scalpel, en un mot, aux différents instruments choisis pour la pratiquer ; pas plus que le mérite d'une consultation écrite ne réside dans le papier sur lequel se trouve écrite la consultation.

VII. Formalités préalables.

Quiconque veut pratiquer un embaumement ne peut le faire sans une permission particulière, sans une autorisation spéciale.

Cette permission est délivrée, dans les grandes villes, par les commissaires de police. Dans les bourgs et villages, elle doit émaner du maire de la localité.

On ne peut obtenir cette permission que sur la demande formelle de la famille ou des amis du défunt.

A moins de cas urgents, exceptionnels, c'est-à-dire à moins que la décomposition du cadavre menaçant la santé de ceux qui l'entourent ne force de remédier le plus promptement possible aux émanations délétères qu'il exhale, on ne peut obtenir l'autorisation de pratiquer un embaumement qu'en mettant un intervalle de vingt-quatre heures entre le décès légal et l'opération.

J'ai dit décès *légal* et je m'explique. Lorsqu'une personne est décédée, on doit aller en prévenir les autorités municipales. L'autorité avertie envoie un médecin chargé de vérifier le décès et obligé de laisser entre les mains de la famille un petit rapport bien en règle. C'est alors, et seulement alors, que l'on peut se présenter avec deux témoins pour *déclarer* le décès et faire dresser sur les actes d'état civil l'acte mortuaire du défunt. Or, il est important de le savoir, quelle que soit l'heure à laquelle le sujet ait succombé, sa mort, légalement, ne date que du moment où l'on se présente pour faire la déclaration du décès, et c'est à partir de cette déclaration qu'il faut compter les vingt-quatre heures d'intervalle dont je parlais tout à l'heure.

J'appuie sur ces renseignements parce que ces petits détails sont ignorés d'un bon nombre; parce que, si l'on ne presse la déclaration du décès et si l'on ne prévient l'entourage du défunt combien il est important de hâter cette déclaration, on s'expose à des lenteurs et à des obstacles inattendus.

J'ai vu plus d'une fois l'opération de l'embaumement devenir impossible, parce qu'ignorant les démarches nécessaires, on avait négligé de se mettre en mesure pour obtenir l'autorisation indispensable pour cette opération; on savait vaguement que l'embaumement ne pouvait être pratiqué qu'après vingt-quatre heures de décès, et comme les personnes étaient mortes le soir ou pendant la nuit, on s'imaginait que les vingt-quatre heures partaient du décès réel. En conséquence, après s'être présenté à la mairie, on se présentait à l'église, et on arrêtait l'heure du convoi pour le lendemain dans la matinée; on lançait les billets de faire part, on y convoquait tous les amis. Qu'arrivait-il? C'est que, la déclaration n'ayant été faite qu'à dix heures du matin, par exemple, et le convoi se trouvant arrêté pour le lendemain matin à la même heure, il ne restait aucune époque possible pour pratiquer l'opération de l'embaumement; les autorités accordaient bien la permission demandée, car jamais elles ne la refusent, mais elles l'accordaient avec la condition obligée, c'est-à-dire en prévenant qu'on ne pouvait pratiquer l'embaumement que vingt-quatre heures après la déclaration du décès, et comme on ne pouvait reculer l'heure du convoi indiquée officiellement à un bon nombre d'invités, on était obligé de renoncer à l'embaumement, devenu légalement impraticable.

VIII. Pose du sujet.

Il est facile de pratiquer une seule injection conservatrice sans retirer de son lit mortuaire la personne décédée; mais l'injection toute seule ne suffit pas pour un embaumement bien fait. J'ai recommandé des linges, des bandelettes, du coton et de la laine. C'était avertir qu'après l'injection il était urgent de procéder à un véritable pansement. Pour pratiquer un embaumement dans toutes les règles, il est urgent de pouvoir manier le cadavre tout entier.

En conséquence, il est nécessaire de le déshabiller et de le transporter sur une estrade spéciale commodément placée pour l'opération.

Dans les premiers embaumements que je pratiquai, je me servais d'un simple lit de sangle; mais ce lit de sangle avait des inconvénients que je dois dénoncer.

Ainsi il était beaucoup trop bas, il nous obligeait à nous baisser outre mesure, et il rendait ainsi l'opération très-fatigante.

D'un autre côté, le sujet, par son propre poids, pesant sur le lit de sangle, le touchait par tous les points de la surface postérieure, et dès que survenaient des déjections, des évacuations (nous dirons tout à l'heure qu'il en survient toujours), le lit de sangle, s'imprégnant de toutes ces humidités, macérait et lacérait une grande partie du sujet opéré.

Plus tard j'assistai aux embaumements faits par M. Gannal, et, j'en fais ici l'aveu sincère, je le vis procéder à ce genre d'opération avec de si ingénieuses précautions, avec tant de dextérité, que je le proclame pour lui rendre justice.

M. Gannal, avec ses instruments, ses bandages et ses liquides, apporta une table qu'il avait fait confectionner. Cette table, faite en cuivre, en fer et en tôle, se pliait, se repliait, et pouvait être transportée comme une simple boîte d'instruments. Une fois qu'elle était déployée et mise en place, on en comprenait bien vite tous les secours et toute la commodité : 1° elle était d'une hauteur fort convenable; 2° elle était disposée en plan incliné; 3° au milieu de la table se trouvait une espèce d'entonnoir formant cuvette pour recevoir les liquides rejetés et versant ces liquides dans un récipient que l'on plaçait à cet effet; 4° trois tringles en fer supportées par des petites colonnes en cuivre s'élevaient au-dessus de cette table et permettaient d'y tenir le sujet en quelque sorte suspendu.

Les salles de dissection sont pourvues, nonseulement de tables, mais de billots, et chacun sait combien ces billots facilitent les différentes opérations que l'on pratique sur les cadavres. Les tringles de M. Gannal me parurent plus utiles encore : deux soutenaient le siége, une autre soutenait le dos, puis d'ingénieux appendices soutenaient la tête et les bras. Il en résultait que le sujet une fois en place n'avait plus besoin d'être remué. Il en résultait que les surfaces postérieures n'étaient tachées par aucun liquide. Il en résultait enfin que le pansement devenait très-facile, puisque les mains de l'opérateur pouvaient passer en dessous comme en dessus du sujet.

Heureux de la leçon que j'avais reçue, je cherchai à en profiter, et, en y réfléchissant un peu, je trouvai un moyen bien simple de rassembler la plupart des avantages que présentait la table de M. Gannal. Je fis confectionner par un fabricant de chaises trois supports, c'est-à-dire trois pièces de bois, larges environ de quatre doigts, épaisses de trois ou quatre, longues d'un mètre au moins. A chacune de ces pièces de bois je fis adapter trois pieds en triangle, réunis tous les trois par une barre horizontale : de ces trois pieds, deux se trouvaient aux extrémités; l'autre supportait le milieu; ils étaient hauts d'environ trente-trois centimètres.

Armé de ces trois supports, je demandai non plus un simple lit de sangle, mais, avec ce lit de sangle, je réclamai des planches ou tout simplement une porte capable de couvrir le lit de sangle tout entier. Sur cette table résistante je plaçai mes trois supports de manière à y poser convenablement mon sujet : un des supports soutenait les épaules, un autre soutenait les reins, un autre soutenait le siége, et de cette manière je pus opérer avec une extrême facilité.

C'est donc après en avoir fait une expérience répétée que je recommande cette première manœuvre.

IX. Mise à nu de l'artère carotide.

On peut disposer la table à embaumement, on peut y placer le sujet comme je viens de le dire; mais, pour faire un pas de plus, il est urgent d'attendre l'arrivée des autorités, qui seules peuvent permettre, comme je l'ai dit, de procéder légalement au genre d'opération qui nous occupe. Le maire ou le commissaire de police envoient quelqu'un qui les représente, et il serait imprudent de commencer avant l'arrivée de ce représentant.

Ils viennent pour deux motifs : le premier pour constater que le sujet embaumé est bien la personne dont on a déclaré le décès, et le second pour emporter un échantillon du liquide qui doit être employé dans l'embaumement.

On n'a point perdu de vue, sans doute, que, dans mon chapitre des Préparatifs, j'ai recommandé de faire porter avec les grands flacons de liquide conservateurs deux petits flacons vides. C'est à l'arrivée de l'autorité que ces deux petits flacons doivent être remplis avec le liquide conservateur. Ces deux échantillons sont bouchés et cachetés par le représentant de la police municipale; il y attache deux petites pancartes signées de lui et signées des médecins présents à l'embaumement. L'un des flacons doit être gardé par les médecins; le second est transmis à la préfecture de police.

Ce n'est qu'après cette formalité remplie, ce n'est qu'avec l'assentiment de l'autorité présente que l'opération proprement dite peut être commencée.

Il n'est pas un médecin qui ne connaisse la place de l'artère carotide externe; chacun sait qu'elle est à la partie latérale externe de la région du cou, qu'elle rampe sous le muscle sternocléido-mastoïdien, et qu'unique dans les deux tiers de sa portion inférieure, elle se termine à la partie supérieure par une double branche, c'est-à-dire par une bifurcation. Ce qu'il est bon de rappeler peut-être, c'est que sous la peau de cette région du cou se trouve une grosse veine dont la branche principale et les plus grosses divisions se trouvent toujours gorgées de sang : je veux parler de la veine jugulaire, qu'il faut se garder d'ouvrir, ou qu'il faut lier si l'on est contraint de la couper.

Ceci posé, l'opérateur choisira de préférence la région droite, et, se plaçant de ce côté, écartant la tête du sujet avec la main gauche, il recherchera avec la main droite la saillie formée par le bord antérieur du muscle sterno-cléido-mastoïdien. Cette saillie une fois trouvée, il confiera la traction sur la tête à une des personnes présentes ; puis, du pouce et de l'index de la main gauche, aplanissant la peau du cou, tenant de la main droite son bistouri à lame convexe, il séparera la peau de haut en bas, en suivant la ligne du muscle mastoïdien et en pratiquant une ouverture linéaire longue d'environ trois à quatre centimètres.

Le premier coup de bistouri ne doit séparer que la peau, et en écartant la peau ainsi séparée, l'opérateur doit rechercher la veine jugulaire dont nous parlions tout à l'heure. S'il l'aperçoit et si, en la disséquant un peu, il est possible de la rejeter sur le côté, il doit chercher à le faire, ou sinon il doit y passer une double ligature, puis la séparer juste au milieu. Cela fait, arrivant aux masses musculaires, un second coup de bistouri permettra d'écarter le muscle mastoïdien et d'arriver à la région profonde qui renferme les veines, les nerfs et les artères.

Une fois cette région découverte, il est prudent de laisser là le bistouri ; on écarte avec les doigts les muscles et les nerfs ; on en enucle en quelque sorte tout le tissu adipeux, et saisissant la sonde cannelée, plongeant et recherchant avec l'extrémité mousse de cet instrument, on parvient bientôt à découvrir l'artère carotide. Comme elle se trouve accolée dans cette région à un nerf d'assez gros volume, comme elle est blanche et nacrée presque autant que le tissu nerveux, il faut bien prendre garde de confondre et de prendre le nerf pour l'artère.

La carotide étant trouvée, on fait passer derrière elle la sonde cannelée, et par des tractions faites de haut en bas, on la met à nu, et on la soulève dans une longueur de deux à trois centimètres.

X. Pose de la canule à injection.

J'ai dit ce que c'était que cette canule, j'ai parlé de ses robinets, j'ai parlé du collet ou du sillon dont elle devait être pourvue. Voyons maintenant la manière de l'introduire et les moyens de la retenir en place.

Tout d'abord il est nécessaire de placer les fils destinés aux ligatures en question. On prend donc deux fils doubles ou quadruples, et on les fait passer sous l'artère carotide ; le fil supérieur glissé sous la carotide, et tiré en haut autant que possible, doit être lié avec assez de force pour oblitérer complétement l'artère, et il est prudent de l'arrêter par plusieurs nœuds. Le fil inférieur doit être glissé aussi bas que possible et attendre que la canule soit en place.

Pour introduire la canule, il faut ouvrir la carotide par une incision faite de haut en bas, et non point par une incision transversale en coupant la carotide de part en part ; en effet, on se priverait d'un support fort utile, et en cas de rétraction de la part de l'artère, on s'exposerait à en perdre momentanément le bout inférieur. C'est donc une simple boutonnière longitudinale qu'il faut pratiquer sur la carotide, et c'est dans cette boutonnière qu'il faut faire entrer la canule de la seringue à injection. On enfonce cette canule aussi profondément que possible en évitant, bien entendu, de forcer et de déchirer le vaisseau ; puis, saisissant les deux chefs du fil inférieur déjà mis en place, on pratique une ligature vigoureuse au-dessus du collet ou dans le sillon dont nous avons parlé. Ce n'est pas tout : comme j'ai recommandé de se servir pour ces ligatures de fils doubles et même quadruples, chacun des chefs de ces différents fils, une fois les ligatures pratiquées, peut être subdivisé en deux chefs latéraux. Appelons A et B, C et D les quatre chefs, ou si vous aimez mieux, les quatre fils provenant de la ligature supérieure. Appelons E et F, G et H les quatre fils résultant de la ligature inférieure. Pour que ces deux ligatures se maintiennent l'une par l'autre, il est prudent de les réunir latéralement en liant le fil B avec le fil F, et le fil C avec le fil G. Les fils A et D serviront à reconnaître la ligature supérieure, et les deux fils E et H serviront à soulever la ligature inférieure, c'est-à-dire la ligature appliquée sur la canule.

XI. Injections.

Tout étant ainsi disposé, on peut procéder à l'injection conservatrice ; il faut être au moins deux pour cette opération : l'un se charge des ligatures et de la canule ; l'autre remplit la seringue, l'adapte, une fois remplie, et pousse doucement chaque injection.

Il est évident que, pour remplir l'instrument à injection, il serait trop long d'opérer comme on le fait quand il s'agit de remplir une seringue ordinaire. Si la seringue à injection est bien conditionnée, c'est une pompe foulante et aspirante dans toute la force du terme; en conséquence, après avoir aspiré, puis refoulé, trois ou quatre fois successives, le liquide conservateur préalablement versé dans une terrine de grande dimension, on aspire une dernière fois, mais lentement, et lorsqu'on a attiré le piston tout entier, on ferme bien vite le robinet du corps de pompe, et, sans se presser, on va ensuite adapter la seringue à l'ajutage de la canule. Dès que la seringue est convenablement emboîtée dans cet ajutage, on ouvre les deux robinets, on saisit la seringue par ses deux poignées, et on pousse lentement le piston en l'appuyant sur sa poitrine. Quand le piston est poussé tout entier, on doit le tenir appuyé sur la seringue, jusqu'à ce que le robinet de la canule soit fermé; alors on retire l'instrument et on le charge, puis on répète ces injections, huit, dix, douze fois même s'il est besoin, jusqu'à ce que l'on aperçoive aux extrémités du sujet la marbrure blanchâtre prouvant que l'injection a pénétré jusque dans les plus petits vaisseaux et jusqu'à ce qu'on perçoive en injectant une notable résistance.

J'ai dit qu'il fallait injecter doucement, et j'appuie là-dessus, car, en poussant le liquide avec trop de vigueur, on pourrait rompre un des vaisseaux artériels et produire une sorte d'anévrisme, qui ferait perdre une grande quantité de liquide d'une part et qui pourrait empêcher que l'injection fût bien complète.

XII. Mucosités et déjections.

A peine a-t-on introduit dans le système artériel quatre à cinq litres du liquide conservateur, que de toutes les ouvertures naturelles du sujet s'échappent des liquides putréfiés, des mucosités fétides et des déjections fécales.

Il est bon d'en prévenir l'opérateur pour qu'il ne s'en étonne pas. Ces déjections tournent évidemment au profit de la conservation que l'on ambitionne, et elles sont une garantie de succès. Loin de les empêcher d'abord, il faut les faciliter autant que possible en tournant le sujet sur le côté, en le plaçant même sur le dos. Quand elles sont terminées, on en décompose les mauvaises odeurs en les arrosant avec la liqueur de Labarraque, puis on les étanche avec une éponge et on essuie le sujet avec des linges.

XIII. Ligature et suture finale.

J'ai dit qu'il fallait faire préparer dix à douze litres de liquide, contrairement à certains praticiens qui n'en emploient que quatre ou cinq, car j'ai la conviction et l'expérience que cette dose est nécessaire. Ceux qui n'injectent que quatre à cinq litres de liquide conservateur font une opération incomplète, et s'ils prétendent n'en pouvoir injecter davantage, c'est qu'ils s'y prennent mal ou qu'ils choisissent, pour opérer, une artère trop petite ou trop éloignée du centre circulatoire, telle que l'artère brachiale ou l'artère poplitée.

Quand tout le système circulatoire est convenablement rempli de la liqueur conservatrice, on passe sous la carotide, et on glisse jusqu'au bout inférieur de la canule un nouveau fil à ligature; on pratique là une ligature plus énergique encore que toutes les autres, puis on détache, en la coupant, la ligature médiane, celle qui se trouve pratiquée sur la canule, et on retire son instrument.

Il ne s'agit plus que de fermer la brèche faite en recousant la peau divisée par le bistouri.

C'est là un des temps les plus dangereux de l'opération. Cette peau, mouillée et légèrement racornie par les bavures du liquide injecté, résiste avec assez d'énergie à l'aiguille de suture. Il faut employer, non-seulement de la force, mais de l'adresse, et prendre toutes les précautions convenables pour ne pas se piquer.

Ainsi j'ai l'habitude, lorsque je commence cette suture, de prier toutes les personnes présentes de vouloir bien se tenir à distance, car plusieurs fois des coups de coude ou des mouvements brusquement communiqués au bras de l'opérateur ont fait dévier l'aiguille qu'il tenait entre les doigts, et ont causé des piqûres qui peuvent être dangereuses.

Je recommande même de se munir toujours d'un petit flacon de liquide caustique, de nitrate acide de mercure, par exemple, car, en cas d'accidents, il est prudent, pour ne pas dire nécessaire, de cautériser ces piqûres, vraies piqûres anatomiques. — J'ai été contraint, pour mon compte, d'avoir recours plusieurs fois à ces petites cautérisations préventives.

XIV. Pansements.

Il est assez bizarre de parler d'un pansement appliqué sur un cadavre; je sais que ce n'est pas ordinairement la locution employée; on dit : *appliquer les bandelettes, placer le bandage préservateur;* mais, comme à l'emploi des compresses et des bandes, nous allons joindre des plumasseaux et une poudre médicamenteuse, il m'a semblé tout naturel d'intituler *pansement* le complément ordinaire de l'opération chirurgicale qui constitue l'embaumement par injection.

Pourquoi ce pansement, ou, si vous l'aimez mieux, ce bandage général? Pour mettre toutes les surfaces extérieures à l'abri du contact de l'air, à l'abri surtout de l'humidité; l'humidité, je le démontrerai un jour, étant la cause unique de toutes les décompositions putrides.

Avant d'appliquer le bandage, il est nécessaire d'essuyer, de nettoyer et de sécher convenablement, non-seulement les surfaces extérieures du sujet, mais la table sur laquelle il se trouve placé et les chevalets sur lesquels il repose.

Comme il arrive assez souvent que, malgré les mucosités buccales et nasales sorties pendant l'opération et convenablement étanchées; malgré les déjections alvines suffisamment nettoyées, il survient encore un reste de liquide par les ouvertures supérieures, ou par l'ouverture inférieure du tube digestif, il est nécessaire, avant de commencer le pansement, de tamponner l'œsophage et l'ouverture anale, afin de prévenir la sortie des liquides, quels qu'ils soient.

C'est avec des bourdonnets de coton introduits par la bouche ou par les narines que l'on doit chercher à oblitérer le détroit du gosier, le pharynx et le larynx. Trois à quatre bourdonnets de coton ne sauraient suffire, car, s'humectant facilement, ce tampon ne servirait plus de rien; il faut une quantité de coton assez considérable pour former un tampon compacte et véritablement obturateur.

Il doit en être de même pour oblitérer l'ouverture anale. Souvent, pour ces deux tamponnements, j'ai été contraint d'employer un demi-mètre de ces ouates épaisses qui servent aux doublures des habillements. Je l'ai dit dans mon petit chapitre des Préparatifs, à l'article des *accessoires*, la ouate épaisse et bien fournie est celle qu'il faut choisir pour les pansements, que nous allons décrire en peu de mots, tout médecin étant au fait de ce genre de manœuvres.

Partons bien de l'idée qu'il faut entourer complétement et recouvrir parfaitement toutes les surfaces extérieures du sujet embaumé; nous n'en excepterons que le visage.

On le recouvre ainsi avec plusieurs objets différents, objets dont voici la nomenclature dans l'ordre de leur juxtaposition :

Poudre d'amidon impalpable, convenablement aromatisée;

Ouate de coton épaisse dédoublée, afin de présenter une surface cotonneuse et une surface glacée;

Larges bandes de flanelle-molleton;

Pièce de linge formant compresse,

Et enfin bandage roulé.

Sauf le bandage roulé, qui se compose des doloires avec leurs renversés, les huit de chiffres, etc., tout le reste du pansement peut être préparé comme on prépare un bandage de Sculptet.

Afin de faciliter la manœuvre, on divise le pansement en cinq parties (le pansement du tronc et le pansement de chacun des membres). Donc, pour préparer le pansement du tronc, par exemple, on étale sur une table voisine trois à quatre compresses de linge larges de 50 à 60 centimètres, toutes assez longues pour entourer amplement le corps du sujet; on les imbrique de bas en haut.

Sur les compresses de linge on étale des compresses de flanelle de même dimension.

Sur les compresses de flanelle on étend la ouate épaisse de coton, et l'on en prend un morceau assez large pour environner le tronc tout entier.

Enfin, à la partie médiane de ce coton, sur la portion qui doit correspondre, après l'application, au dos, aux lombes, au siége, en un mot, à toutes les régions postérieures, on étend un lit épais de poudre d'amidon.

Le bandage ainsi préparé, on enroule les deux côtés latéraux, on le glisse entre les chevalets de la table d'embaumement, et, retirant ces chevalets un à un, on place le sujet sur le bandage, dont on déroule alors les deux côtés. La manœuvre qui suit est facile à comprendre; on relève chacune des pièces l'une après l'autre. Avant de relever le coton, on saupoudre la poitrine et le ventre du sujet d'une couche épaisse d'amidon aromatisé, et, tout en maintenant le coton rapproché des deux côtés, on relève et l'on fait croiser les bandes de flanelle d'abord, les bandes de linge ensuite. Mais, au lieu de fixer ces bandes, une fois mises en place, avec de grosses épingles, je conseille de les fixer avec une aiguille et du gros fil, parce que trop souvent les épingles se courbent et se retirent, parce que surtout on se trouvera de la sorte moins exposé à des piqûres quand il s'agira d'habiller le sujet.

Le pansement des membres supérieurs et le pansement des membres inférieurs se préparent et s'exécutent à peu près de la même manière, seulement, au lieu des compresses de linge qui recouvrent les compresses de flanelle, on entoure chacun des membres de ce qu'en petite chirurgie on appelle *bandage roulé*.

Avant d'y procéder, il est deux pièces nécessaires à ajouter au bandage qui constitue le pansement du tronc. Il faut adapter à la partie inférieure un large bandage en T, qui puisse soutenir et tenir convenablement appliquée une quantité notable d'amidon et une masse assez considérable de coton, le tout étant destiné à tenir suffisamment sèches des régions souvent humides, les régions anale et scrotale. De plus, il faut, pliant en triangle une pièce de linge carrée, y faire une assez large boutonnière pour y pouvoir passer la tête du sujet. La tête une fois passée dans cette pièce de linge, une pointe se trouvera sur la poitrine, une pointe dans le dos, et les deux autres pointes répondront aux épaules. En fixant cette espèce de scapulaire à la région pectorale et à la région dorsale, on consolide et l'on complète ainsi tout le pansement du tronc.

En voilà bien assez sur cette matière, car, si l'on trouvait ces renseignements incomplets, je puis renvoyer mes lecteurs aux livres de chirurgie, qui, sur toute espèce de bandages, donnent forcément de plus minutieux détails.

XV. Toilette.

C'est quand le sujet embaumé est pansé convenablement qu'il est d'usage de le rhabiller, c'est-à-dire de lui passer sa chemise et de lui mettre une cravate.

Or, pour consolider autant que possible le bandage préservateur, outre la chemise, moi, je place, si je le puis, des bas de laine ou de coton, car, la laine et le coton étant très-extensibles, chaque bas peut s'élargir assez pour chausser le membre inférieur muni de son bandage, et il le soutient admirablement. De plus, si le sujet a dans sa garde-robe des caleçons de tricot, je m'en sers et je l'en revêts par la même raison que je me suis servi des bas de laine. Enfin, dès que les cheveux sont trop longs, comme ils sont nécessairement humides et fort emmêlés, je n'en laisse que ce qu'il est nécessaire pour encadrer la physionomie ; tout le reste est coupé et remis à la famille.

Le plus ordinairement, on ne commence qu'au poignet le bandage du membre supérieur ; on laisse toute nue la main du sujet embaumé, mais une fois qu'il est habillé et reposé sur son lit funèbre, on lui met aux deux mains une paire de gants blancs.

M. Gannal, qui entourait ses embaumements d'une prétention fort compréhensible, avait l'habitude, pour singer la vie, de passer sous les paupières du sujet embaumé des yeux d'émail, qu'il choisissait de couleurs différentes, suivant les diverses couleurs des cheveux. A mon avis, c'était pousser trop loin la mise en scène. La mort est un sommeil, et la figure d'une personne embaumée est plus noble et plus digne avec des yeux fermés qu'avec des yeux d'emprunt.

Il est une seule concession que l'on peut faire, ce me semble, aux désirs et aux regrets d'une famille en pleurs. Comme, après l'effet produit par l'injection préservatrice, la figure du sujet embaumé devient d'un blanc mat et garde un teint cadavéreux, il est bien permis d'obvier un peu aux inconvénients d'un si pénible aspect. Plus d'une fois j'ai consolé tout un entourage dans la désolation, en mettant sur le visage de l'embaumé une légère couche de fard et en rendant ainsi à la peau, non pas les roses de la vie, c'est-à-dire la coloration de la santé, mais en lui ôtant la teinte sinistre de la mort.

Paris. — Typographie de Firmin Didot frères, rue Jacob, 56.

www.ingramcontent.com/pod-product-compliance
Lightning Source LLC
LaVergne TN
LVHW011934170726
843501LV00011BA/4405